AF296174

DE

L'ANGINE INFLAMMATOIRE SIMPLE

ET DE SES RAPPORTS AVEC LES

FIÈVRES ÉRUPTIVES ZYMOTIQUES

PAR

Le Dr J. JASIEWICZ

COMMUNICATION

FAITE A LA SOCIÉTÉ MÉDICALE DU XVIIe ARRONDISSEMENT

(Novembre 1885)

DE L'ANGINE INFLAMMATOIRE SIMPLE

ET DE SES RAPPORTS AVEC LES

FIÈVRES ÉRUPTIVES ZYMOTIQUES

I

Depuis le jour où le microbe a apparu sur la scène médicale, toute maladie trouve peu à peu son infiniment petit. La bactériologie est à la mode. Je pense qu'il y a là quelque peu d'exagération, car, malgré la haute valeur des recherches des microbiologistes et les résultats qui en découlent au point de vue de la prophylaxie des maladies, bien des points restent encore obscurs.

On a découvert des animalcules, on a décrit leurs ravages dans l'organisme, mais a-t-on toujours isolé les petits êtres, en a-t-on marqué les traits distinctifs, a-t-on réussi à les classer? La difficulté n'a pas encore été surmontée, et, vu l'analogie, pour ne pas dire la ressemblance, des divers microbes, on est tenté de croire, tout en admettant la nature zymotique des fièvres infectieuses, que ces maladies sont produites par le même animalcule et que les caractères différentiels de ces fièvres sont dus à l'état particulier des individus plutôt qu'à la nature spéciale du microbe; à moins qu'on n'en revienne à la doctrine de la virulence des maladies zymotiques. Celles-ci ont chacune un virus propre, et le microbe, agent de transmission, n'est que le véhicule de ce virus. L'observateur découvre en effet dans l'organisme, à l'état de maladie ou de santé, une telle quantité de microbes, que ceux-ci pourraient bien ne jouer qu'un rôle accessoire.

L'incertitude plane donc toujours sur la nature réelle des maladies septiques. D'autre part, les idées nouvelles sur l'action des microbes n'ont pas répondu aux espérances des praticiens, et le traitement antiseptique des fièvres zymotiques, comme des autres affections de nature infectieuse (pneumonie, tuberculose, etc.), n'a réalisé aucun progrès. Jaccoud, parlant du traitement de la tuberculose dans ses leçons de clinique médicale à l'hôpital de la Pitié, constate que la théorie microbienne n'a conduit à la découvert d'aucun antiseptique spécial, capable de remplacer les médicaments déjà usités. La réflexion est fort juste ; elle peut être généralisée au traitement des maladies fébriles d'origine infectieuse, car les remèdes antiseptiques, les médicaments antizymotiques expérimentés n'ont produit que peu ou point d'effet, quand ils n'ont pas été nuisibles et la médication tonique, calmante, antithermique, etc., représentée par les alcools et l'eau froide, reste en honneur depuis Hippocrate et Galien jusqu'à nos jours.

Cependant le fait de la contagiosité, de la transmissibilité d'un grand nombre de maladies est mis hors de toute contestation. Voilà en quoi les travaux des dernières années ont un intérêt pratique. En effet, les recherches scientifiques nous ont appris à mieux connaître les maladies, à les suivre de plus près dans leur évolution et dans leurs rapports avec des affections plus ou moins connexes ; et, si nous sommes impuissants à enrayer les processus morbides, du moins l'hygiène, publique et privée, l'hygiène des habitations comme des personnes, nous rend forts pour empêcher la dissémination des affections contagieuses.

C'est justement parce que nous disposons de ressources prophylactiques certaines que je désire attirer l'attention sur la contagiosité d'une affection très simple. L'angine, dite inflammatoire, par elle-même, ne présente peut-être aucun danger, mais il en est autrement si nous considérons ses rapports avec les fièvres zymotiques.

Ces maladies sont contagieuses. La contagion suppose d'abord un contage, transmissible d'un individu contaminé à un sujet sain, puis l'état de réceptivité de ce dernier. Passant sur la nature du contage, étudions rapidement les conditions de l'état de réceptivité.

Nous devons d'abord invoquer l'âge. Toute maladie, de nature infectieuse, (la variole, la scarlatine, la rougeole, la fièvre typhoïde, l'érysipèle, que Borsieri considérait déjà comme une maladie susceptible d'être rapprochée des fièvres exanthématiques, etc.), n'affecte qu'une fois l'économie. Or les enfants, par suite même de leur âge, offrent un terrain très favorable : ils sont jeunes et faibles, ils n'ont encore été soumis à aucune atteinte morbide. Aussi, dès que le contage les pénètre, il s'y développe avec facilité. L'enfance constitue donc déjà un état particulier de réceptivité.

Mais plus l'individu avance en âge, plus il se fortifie

et offre de résistance aux contages, dont il est préservé par les contaminations antérieures, jusqu'au moment où déclinant, vieillissant, l'homme, de nouveau débile, est prêt à succomber sous la moindre atteinte.

Après l'âge, nous pouvons mentionner la misère physiologique, résultat des mauvaises conditions d'existence (par manque ou par excès) ou de l'affaiblissement de l'organisme sous l'influence de quelque diathèse.

En résumé, l'état de réceptivité est constitué par le manque de résistance de l'organisme. Mais le contage affecte l'économie de diverses façons selon les tempéraments individuels, s'attaquant de préférence aux parties *minoris resistentiæ*. Et en fait les fièvres zymotiques, affections de toute la substance du corps, offrent toujours une localisation dans l'organe le plus affaibli ou le moins développé. Ainsi, les voies pulmonaires, sont affectées de préférence chez les vieillards (pneumonies), (chez lesquels on trouve fréquemment cette grave et obscure diathèse du cancer, dont l'origine pourrait être cherchée dans la prolifération des corpuscules ou globules blancs et le développement exagéré des organes lymphoïdes).

Ce sont les voies digestives (typhus abdominal) à l'âge moyen de la vie; et, chez les enfants, où toutes les parties sont encore en voie de formation, nous voyons apparaître d'autres maladies générales, sans localisation bien spéciale, mais affectant surtout les téguments externes (fièvres éruptives) ou les muqueuses (enanthèmes), etc.

Jusqu'à un certain point, on pourrait admettre que

l'individu est saisi par des maladies, différentes, non
pas par la nature de l'infection, mais bien par le terrain,
par l'état des organes. La conclusion, hypothétique
d'ailleurs, serait celle-ci : le mal est un, seul le terrain
diffère. (Je ne parle ici que des maladies zymotiques.)

Quelques faits paraissent pourtant plaider en faveur
de cette supposition. En effet, en dehors des conditions
générales, il y a des conditions particulières. Par exemple, l'état puerpéral favorise l'éclosion de la fièvre
puerpérale, dont les rapports avec la scarlatine et
l'érysipèle ne sont plus à démontrer. Est-ce que Follin
n'a pas eu aussi quelque raison de rapprocher l'étude
de l'infection purulente, appelée encore diphtérite
des plaies ou typhus des blessés, de celles des fièvres
zymotiques et plus spécialement du typhus ?

Quoi qu'il en soit, l'état de réceptivité est une con-
dition nécessaire au développement des maladies septiques. Mais tant de causes de contagion nous serrent
étroitement qu'on peut affirmer qu'à tous moments
l'individu y est soumis. Or, beaucoup échappent ; ils
ne sont pas en état de réceptivité ! Chez ces derniers,
le virus est absorbé, éliminé sans laisser trace de son
passage, sans avoir produit le moindre trouble. Mais
il arrive aussi que le contage est plus virulent ; que
l'organisme, tout en n'étant pas en état de réceptivité,
n'offre pas une résistance suffisante, et que le virus
produit quelques accidents : d'où les formes avortées
des fièvres éruptives et typhiques. A peine née, la maladie disparaît vaincue par la nature ou même par une
médication énergique appropriée.

Le traitement abortif des affections zymotiques est presque toujours inefficace. Cependant, si l'on peut saisir le moment de l'invasion, on peut juguler le processus morbide. Ce que l'on fait pour les morsures par un chien enragé ou par un serpent venimeux, ce qui a été constaté pour la variole, dont la vaccine, à effets plus rapides, a arrêté l'évolution, tout cela peut se répéter pour d'autres maladies septiques.

Mais quelles que soient les conditions individuelles, le contage peut pénétrer l'économie et, sans avoir la force nécessaire pour se développer, produire des affections, telles que bronchite, angine, grippe, etc., bénignes chez un individu et transmissibles à un autre sujet sous la même forme ou sous une autre plus grave, constituant alors une véritable maladie générale.

J'ai cité quelques faits de ce genre dans un article inséré dans l'*Union médicale* du 21 mars 1885 et j'apporte de nouvelles observations relatives à l'angine inflammatoire, dite idiopathique. Mon but est de prouver que : 1° l'angine catarrhale est contagieuse; 2° l'angine est transmissible sous forme de maladie infectieuse générale.

II

L'angine inflammatoire est contagieuse. Chaque médecin pourrait apporter un certain nombre d'observations sur la contagiosité de cette maladie. Vérifiant le registre de l'infirmerie d'une institution, je trouve, depuis 1881, près de 100 observations d'enfants ou de personnes de la maison, qui ont été affectés d'angine. Avant de parler de la dernière épidémie (septembre-novembre 1885), je ferai les remarques suivantes :

Dans l'école dont il s'agit, il semble que les élèves aient une prédisposition à l'angine, car, outre les cas d'angine simple, je constate que des affections, qui ordinairement ont un début différent, la rougeole et la fièvre typhoïde par exemple, commencent par des phénomènes d'angine d'une durée de quelques jours avant l'apparition des caractères spéciaux. Ainsi je lis l'observation d'un malade soigné pour une angine, et, huit jours après le début de la maladie, M. Iules Simon, appelé en consultation, pose le diagnostic de fièvre typhoïde.

Pour chaque année, l'époque la plus propre au développement de l'angine est le dernier trimestre de l'année, coïncidant avec la réouverture des cours. Puis viennent les mois de mars, avril et mai.

Les personnes atteintes ne le sont pas en même temps, mais successivement, surtout dans les premiers temps de l'épidémie. L'intervalle moyen entre deux contaminations est de quatre jours.

Les cas d'angine apparaissent alors que dominent à Paris et dans le quartier la rougeole, la scarlatine, la diphtérie, etc.

Quelques malades, soignés d'abord pour une angine, présentent bientôt des phénomènes plus graves. J'ai cité plus haut le cas du jeune S. Joseph, pour lequel le docteur Simon a été consulté (février 1881). Au mois de juillet de la même année, le jeune Z. Jules, âgé de

11 ans, traité d'abord pour une angine (2 juillet), est affecté le 3 d'un érythème, et du 5 au 6 on diagnostique le typhus abdominal.

En 1882, la rougeole règne, et nous relevons alors plusieurs cas d'angine, compliquée de phénomènes bronchiques.

Dans l'épidémie de la fin de l'année 1883, je souligne deux faits : l'élève Z. Charles est soigné pour une angine, dont le début faisait redouter la fièvre continue. W. Charles, admis à l'infirmerie pour une angine, présente bientôt des phénomènes de bronchite, puis tous les symptômes de la rougeole.

Dans l'épidémie de 1884, nous n'avons pas à enregistrer de cas de fièvres éruptives, mais dans le quartier sont signalés des cas de rougeole et de scarlatine.

Pendant le premier semestre de 1885, bien que la rougeole sévît à Paris et dans Batignolles, je ne vois inscrits que deux cas d'angine, et aucun de fièvre éruptive.

Enfin, pour terminer ce résumé des observations des cinq dernières années, disons que l'angine débute toujours par des phénomènes généraux qui parfois ne laissent pas que d'inquiéter vivement les familles : fièvre intense (39° à 40°), céphalalgie violente, malaise général, agitation nerveuse, embarras gastrique, etc., quelquefois épistaxis et vomissements, jusqu'au moment (24 heures environ après le début des accidents) où le mal de gorge apparaît et domine toute la scène par l'intensité de la douleur.

Ces quelques réflexions faites, je mentionne les ob-

servations recueillies du mois de septembre au 8 novembre 1885. Il y en a 28, réparties en 3 séries. Je n'entre
pas dans le détail des accidents. Il s'agissait d'angines
inflammatoires, plus ou moins vives, à type régulier,
sauf les cas soulignés, sur lesquels je reviens plus loin.

1ᵉ série : 3 cas. Avenue des Ternes, une petite fille de
six ans, affectée d'angine, la transmet à son frère, âgé
de seize ans. La mère a été atteinte d'une angine subai-
guë. (Du 20 octobre au 2 novembre 1885.)

2ᵉ série : 2 cas. Une dame, demeurant rue des Batignolles, est atteinte d'une angine inflammatoire. Les
phénomènes fébriles et nerveux inquiétants du début
cessent bientôt et font place à l'inflammation des amygdales (1 au 7 septembre). Le mari est pris à son tour et
l'amygdalite est assez intense pour l'obliger à garder le
lit pendant trois à quatre jours (9 au 15 septembre).

3ᵉ série : 23 cas. Cette dernière famille était en relations directes ou indirectes avec l'institution, où j'ai
relevé 23 cas, depuis le 12 septembre ; sur ces 23 cas,
1 a été suivi de rougeole, 5 de scarlatine.

Les élèves étaient encore en vacances. L'épidémie
sévit d'abord sur les domestiques; sept sont successivement affectés d'angine : 1° une lingère, 2° le frère de
celle-ci, 3° le garçon de l'infirmerie, 4° le domestique
André, 5° *la concierge*, 6° le mari de celle-ci fort lé-
gèrement atteint, 7° la cuisinière.

La rentrée des classes a lieu dans les premiers jours
d'octobre et les élèves apportent leur contingent à l'épidémie : 8° N. Maurice, 9° S. Joseph, 10° T. Léon, 11° *K.
Jean*, 12° l'élève N., 13° *la fille* d'un fonctionnaire du col-

lège, 14° la mère de celle-ci, 15° St. Ladislas, 16° la nourrice du second enfant du fonctionnaire cité plus haut. Cette femme, arrivée depuis trois jours à peine dans la maison, est prise de fièvre et de céphalalgie, puis se déclare une angine bénigne ; 17° *M. B., professeur* ; 18° G. Stanislas, demi-pensionnaire ; 19° G. *Venceslas*, élève externe ; 20° le domestique Guillaume ; 21° *l'élève externe M.* ; 22° la sœur cadette de ce dernier ; 23° M. S. A., professeur.

Voilà 23 cas successifs, auxquels on peut joindre les deux de la seconde série. De ces observations ne peut-on pas tirer cette conclusion : *l'angine est contagieuse ?*

III

Mais pourquoi l'angine simple est-elle contagieuse ? Sans entrer dans la recherche de l'étiologie véritable, examinons quelques faits.

L'angine idiopathique n'est pas une maladie locale de la gorge. C'est une affection qui frappe toute la substance, comme l'indiquent les symptômes prémonitoires, et qui se localise sur la muqueuse du pharynx et sur les amygdales. Il y a là pénétration dans l'organisme d'un virus, qui est absorbé et ne donne lieu qu'à des accidents en réalité bénins, malgré l'intensité de la fièvre initiale, de la céphalalgie et de la douleur de gorge. Le virus est atténué ou l'individu n'est pas en état complet de réceptivité.

On peut rapprocher l'angine des maladies zymotiques. Il y a d'abord une certaine similitude entre la lésion anatomo-pathologique, l'inflammation des amygdales, organes lymphoïdes, et les lésions des autres fièvres, où les plaques de Peyer, la rate, etc., sont touchées par le mal, qui y cherche sa localisation.

Puis l'angine présente des points de contact direct avec les maladies infectieuses. Elle apparaît quand règnent ces diverses affections, de même qu'en temps de choléra la diarrhée simple est plus fréquente. L'angine semble, en effet, être une manifestation avortée ou atténuée des fièvres éruptives.

Enfin, l'angine simple peut transmettre une affection plus grave, (nous le montrerons plus loin), de même que celle-ci transmet une simple angine.

Voyons d'abord les rapports de l'angine avec les maladies infectieuses. Les statistiques municipales indiquent le nombre de décès suivant pour les dix semaines écoulées du 30 août au 7 novembre :

MALADIES	CHIFFRE DE DÉCÉS DANS :		
	1° Paris	2° XVIIe arrond.	3° Batignolles
Fièvre typhoïde....	300	15	3
Diphtérie..........	220	19	10
Rougeole..........	132	2	0
Scarlatine	43	3	2
Variole...........	37	0	0
Coqueluche........	26	1	1
Fièvre puerpérale..	?	2	1

Comparons ces chiffres : pendant dix semaines, la fièvre typhoïde cause à Paris le plus grand nombre de décès, puis la diphtérie, etc. Dans le XVIIe arrondissement, la diphtérie occupe le premier rang, et dans le seul quartier de Batignolles, sur 17 décès par maladies zymotiques, elle en a dix à son actif. Ces chiffres de décès n'indiquent pas le nombre véritable des malades. Ainsi il n'y a eu à Batignolles que 2 décès par la scarlatine : on peut supposer un nombre beaucoup plus élevé de sujets atteints.

Or, du 4 septembre au 8 novembre, dans ce dernier quartier, je constate 25 cas d'angine, sans compter les cas isolés, et chaque médecin a pu en examiner également un certain nombre. N'est-on pas alors en droit de penser qu'il existe des relations entre l'angine et les autres maladies infectieuses, que cette angine même n'en est qu'une forme fruste ?

Voici une autre preuve : je parle de 25 cas d'angine ; en réalité, il faut réduire ce chiffre à 19, car des 25 malades cités plus haut, les numéros 5, 13, 17, 19 et 21 ont eu une angine, suivie de scarlatine, et le n° 11 a été affecté d'une rougeole, qui a commencé par l'inflammation des amygdales. Par conséquent, sur ces 25 cas, l'angine a été contagieuse d'un sujet à un autre, et six fois elle s'est modifiée, trouvant un terrain propre au développement du virus.

La scarlatine n° 5 a transmis une angine bénigne au n° 6 ; la scarlatine n° 21, un enfant de 8 ans, a donné une angine légère à sa sœur plus âgée (n° 22) ; la petite fille n° 13, atteinte de scarlatine, a transmis une angine à sa mère (n⁰ 14) ; M. B. (n° 17) et l'enfant (n° 19), atteints de scarlatine, vivaient au milieu du foyer épidémique.

Le numéro 11 ne présente que des phénomènes d'angine inflammatoire du 29 octobre au 1ᵉʳ novembre ; le 2, apparaissent les symptômes de la rougeole, qui évolue alors régulièrement.

Ainsi donc voilà une série de cas d'angine. L'affection apparaît dans un quartier où l'on constate plusieurs décès par diphtérie et par scarlatine ; elle se manifeste contagieuse d'un sujet à l'autre, transmissible sous forme bénigne et localisée à la gorge ou sous forme de scarlatine, cette dernière étant à son tour transmissible sous la forme bénigne de l'angine ; est-ce que de l'examen de ces faits on ne peut pas conclure *à la contagiosité de l'angine, à sa nature infectieuse, à ses rapports avec les maladies zymotiques ?* Est-ce qu'on ne peut pas considérer l'angine soit comme affection infectieuse à part, soit plutôt comme une forme atténuée de la scarlatine ou de la diphtérie ?

Et cette opinion sur la nature infectieuse de l'angine simple étant admise, n'est-il pas plus facile d'expliquer ces affaiblissements de l'organisme, ces parésies, ces paralysies consécutives à l'angine inflammatoire, qui étonnent encore quelques praticiens, la lésion primitive ne leur paraissant pas assez grave pour amener la paralysie secondaire ?

IV

L'intérêt scientifique de cette communication est de peu de valeur: la thérapeutique de l'angine ne lui devra aucun progrès. Mais la prophylaxie des maladies infectieuses peut être mieux assurée encore, si le médecin sait et peut prendre des mesures hygiéniques convenables.

Ainsi dans l'épidémie actuelle, dès les premiers faits observés, j'ai prévenu de ce qui surviendrait; j'ai prié de prendre des précautions contre la scarlatine et les autres fièvres éruptives. Je n'ai pas été écouté, et l'épidémie s'est développée hors de l'établissement où elle avait pris naissance.

Les idées nouvelles, sans avoir jeté plus de jour sur la nature réelle et sur le meilleur traitement des maladies zymotiques, nous ont appris cependant à les prévenir par des mesures efficaces. Voilà le seul progrès incontestable que nous pouvons leur attribuer. Il n'est pas de mince valeur, car il vaut mieux prévenir que guérir les maladies, et la gloire d'un Jenner sera toujours supérieure à celle du plus illustre des thérapeutistes.

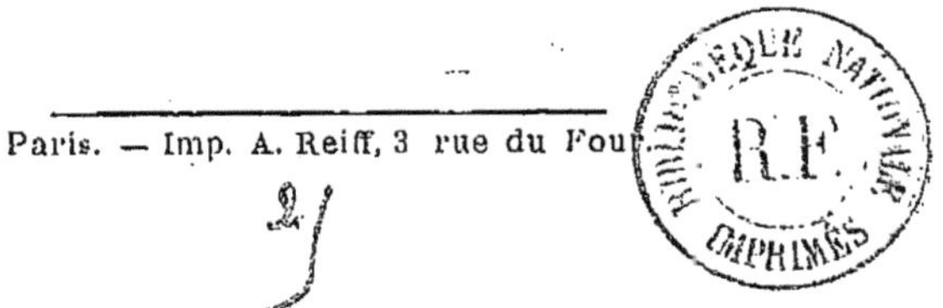

Paris. — Imp. A. Reiff, 3 rue du Fou

www.ingramcontent.com/pod-product-compliance
Ingram Content Group UK Ltd.
Pitfield, Milton Keynes, MK11 3LW, UK
UKHW020122100726
13658UKWH00005B/2315